HAUSMITTEL
ZUR INNEREN
REINIGUNG

Servus

Das kleine Buch

Nina Kienreich

HAUSMITTEL ZUR INNEREN REINIGUNG

Kräuterporträts und Rezepturen

Inhalt

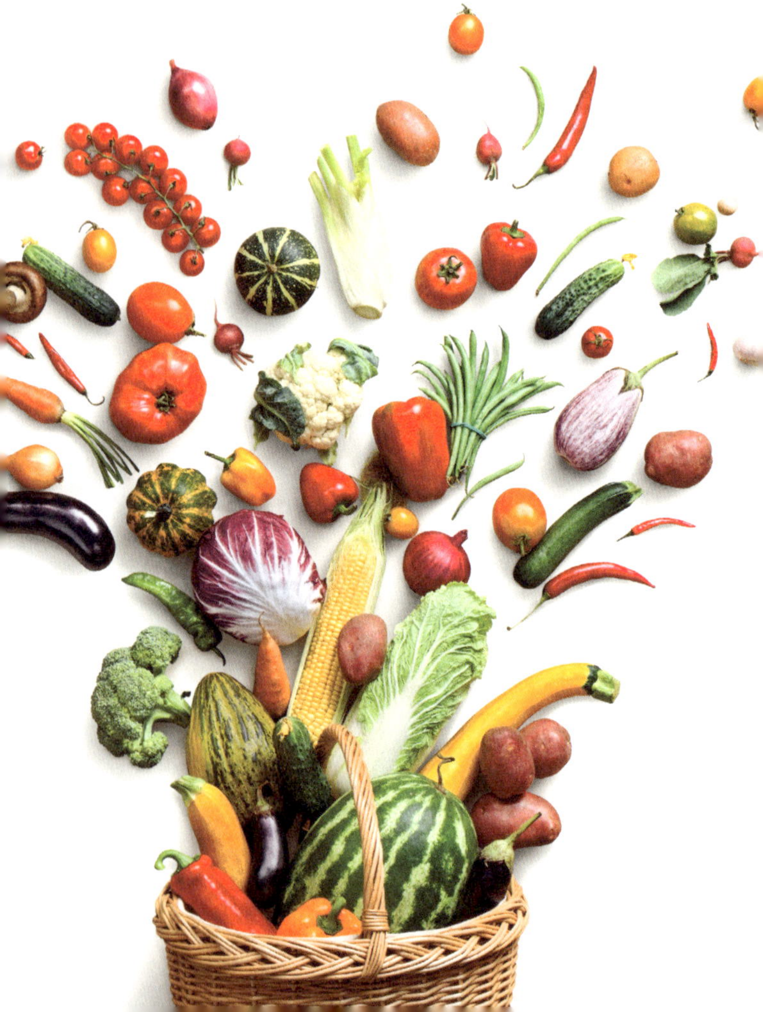

Einleitung

„Jede Verbesserung der Ausscheidung des Körpers ist ein Weg, die Gesundheit herbeizuführen.“
(Paracelsus)

Durch unseren modernen Lebensstil mit unausgewogener, nährstoffarmer Ernährung, Genussmitteln und Umweltgiften oder durch Stress belasten wir täglich unseren Stoffwechsel. Unsere Ausscheidungsorgane Niere, Leber, Darm und Haut müssen auf Hochtouren arbeiten, um die verschiedenen Substanzen wieder aus dem Körper zu befördern.
Viele Menschen haben daher das „Entschlacken“ oder „Detoxen“ wieder für sich entdeckt. Eigentlich mögen Mediziner und Ernährungsfachleute den Begriff „Entschlacken“ gar nicht so gerne, denn Schlacken im engeren Sinne ist kein wissenschaftlicher Begriff und normalerweise fallen diese im Stoffwechsel nicht an. Unser Körper kann sich grundsätzlich sehr gut selbst reinigen. Wenn die Belastung aber zu groß ist oder Stoffwechselprodukte nur unzureichend ausgeschieden werden, kippt das System, und es wird nicht mehr alles zeitnah abtransportiert. Das kann man sich so

ähnlich vorstellen wie in einer Stadt, in der die örtliche Müllabfuhr zu wenig Personal hat.
Rückstände lagern sich im Fettgewebe, in den Organen, Blutgefäßen oder im Bindegewebe ab und belasten den Körper. Wir werden antriebslos, müde oder sogar krank. Verdauungsbeschwerden, ein schlechtes Hautbild, Gewichtszunahme, Schlafstörungen, häufige Kopfschmerzen, rheumatische Beschwerden, Konzentrationsschwierigkeiten oder psychische Unausgeglichenheit können erste Anzeichen dafür sein, dass die körpereigene Müllabfuhr dringend Unterstützung benötigt.

Entschlacken heißt also, den Körper von Stoffen zu befreien, die er nicht mehr braucht und die den Stoffwechsel belasten. Bei der täglichen inneren Reinigung unterstützen uns naturbelassene Nahrungsmittel und Kräuter. Diese wertvollen Gaben der Natur aktivieren die körpereigenen Entgiftungsmechanismen:

- Bitterstoffe regen Leber und Verdauung an, sorgen für ein gesundes Hunger- und Sättigungsempfinden und „bringen alles in Fluss".
- Scharfstoffe gelten als natürliche Putzmittel und wirken stark desinfizierend.
- Senf- und Lauchöle wirken als Schwefelverbindungen antibakteriell und fördern die Schwermetall-Ausleitung.

- ☞ Kaliumreiche Gemüsesorten und Kräuter stimulieren die Wasserausscheidung.
- ☞ Saponine putzen innerlich durch und fördern die Aufnahme wichtiger Mikronährstoffe.
- ☞ Prä- und Probiotika unterstützen unsere Darmflora, Verdauung und unser Immunsystem.
- ☞ Antioxidanzien reparieren unsere Zellen.
- ☞ Auch für die Reinigung unserer Gedanken gibt es Hilfe aus dem Pflanzenreich: Ätherische Öle aus verschiedensten Kräutern beleben den Geist und helfen beim Loslassen von Unwichtigem. So kommt man auch nachts wieder besser zur Ruhe.

Klassische Zubereitungen zur inneren Reinigung sind Tees, Suppen und Säfte. In diesem Buch werden aber noch weitere Möglichkeiten der Verwendung von „Reinigungskräutern“ beschrieben, die als Rezepturen einfach herzustellen und anzuwenden sind. Die Zutaten sind regional verfügbar, und die verwendeten Pflanzen haben eine naturwissenschaftlich nachgewiesene Wirkung. Sie können entweder in Form einer Frühjahrskur über einen begrenzten Zeitraum angewendet oder auch in den täglichen Speiseplan aufgenommen werden.

Die Frühjahrskur

Saubermachen als Kraftquelle

Eine alte Gärtnerregel besagt: Um gesunde Pflanzen gedeihen zu lassen, muss zuerst der Boden vorbereitet und das Unkraut gejätet werden. Das kann man auch auf den Menschen übertragen. Unsere Wurzeln (Darm und Immunsystem) und unser Boden (Nahrung) müssen gesund sein, dann bleiben auch wir gesund und vital.
Im Winter sitzen wir die meiste Zeit „hinter dem warmen Ofen“. Wir bewegen uns weniger, bekommen weniger frische Luft und Sonne, die Ernährung ist kohlenhydratreicher und vitaminärmer und oft plagen uns auch noch trübe Gedanken. Das hinterlässt Spuren: Frühjahrsmüdigkeit, eine gewisse Trägheit oder eine lästige Gewichtszunahme machen sich bemerkbar. Nun ist es höchste Zeit für einen Frühjahrsputz, um den überschüssigen Ballast loszuwerden und – wie die Natur – langsam zu erwachen.
In der Volksheilkunde haben Frühjahrskuren, auch „Blutreinigung“ genannt, eine lange Tradition und werden in zahlreichen Varianten beschrieben. Bereits im Alten Testa-

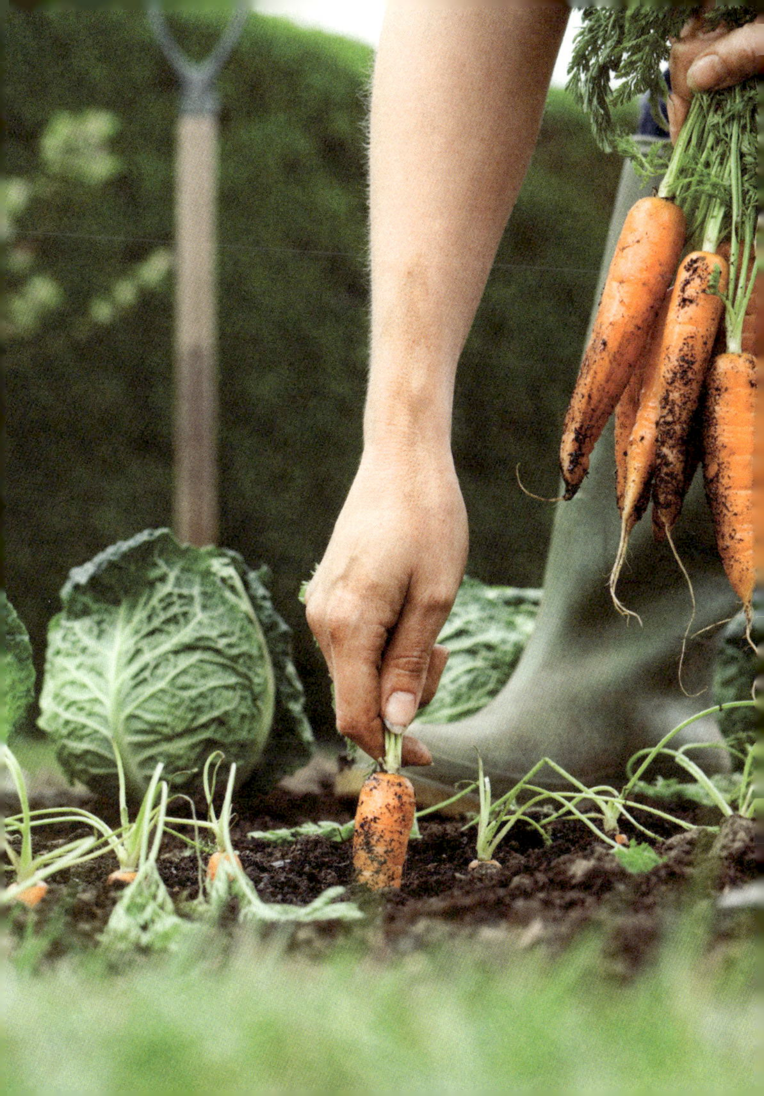

ment findet sich ein Brauch der Juden, im Frühjahr bittere Kräuter zu essen. Die Schriften verschiedener Persönlichkeiten der Volksmedizin wie Hildegard von Bingen, Sebastian Kneipp, Richard Willfort oder Maria Treben enthalten Anleitungen für Frühjahrs- oder Entschlackungskuren. Es ist auch erstaunlich zu beobachten, dass Tiere instinktiv zu wissen scheinen, was ihrem Stoffwechsel nach dem Winter guttut. Wenn Pferde im Frühling zum ersten Mal zum Grasen auf die Weide dürfen, so fressen sie ganz gezielt Bitterkräuter wie Schafgarbe oder Löwenzahn.

Eine Frühjahrskur unterstützt unseren Körper dabei, seine Selbstheilungskräfte zu aktivieren, Schadstoffe und Gifte auszuscheiden und sich so selbst zu reinigen. Darüber hinaus kann Reinigung aber auch bedeuten, die Mengen insgesamt zu reduzieren – nicht nur im Bezug auf Lebensmittel, sondern auch im Umgang mit anderen Konsumgütern, Reizen und Aktivitäten. Wer üblicherweise einen sehr vollen Alltag hat, für den kann das generelle Reduzieren eine enorm heilende und regenerierende Wirkung haben. Bewegung an der frischen Luft, ein regelmäßiger Tagesablauf mit bewussten Entspannungspausen und ausreichend Schlaf lassen die Frühjahrskur auch zu einer Kraftquelle für das innere Wohlbefinden werden. „Ordnungstherapie“ nannte das Pfarrer Kneipp.

Heilfasten

Neustart für Körper und Geist

Bereits Hippokrates wusste: „*Wer stark, gesund und jung bleiben will, sei mäßig, übe den Körper, atme reine Luft und heile sein Weh eher durch Fasten als durch Medikamente*“. Als eine der wirksamsten Entgiftungs- und Entschlackungsmaßnahmen wird Fasten nicht nur in der Medizin, sondern auch in allen großen Religionen praktiziert. Vom Körper über die Seele bis hin zum Geist – Fasten soll für neue Ordnung und Klarheit sorgen.

In der modernen Schulmedizin hat Fasten oft den Ruf einer auszehrenden Nulldiät. Zunehmend interessiert sich aber auch die Wissenschaft für den zeitlich begrenzten Nahrungsverzicht. Der Zellbiologe Dr. Valter Longo, Professor für Biologie und Gerontologie an der University of Southern California, hat seine Studienergebnisse 2012 in der renommierten Zeitschrift *Science* veröffentlicht. Er konnte belegen, dass Fasten gesunde Zellen stärkt und kranke Zellen schwächt. Vor allem bei Leiden, die durch eine Belastung des Körpers mit Umweltgiften oder ein generelles Zuviel

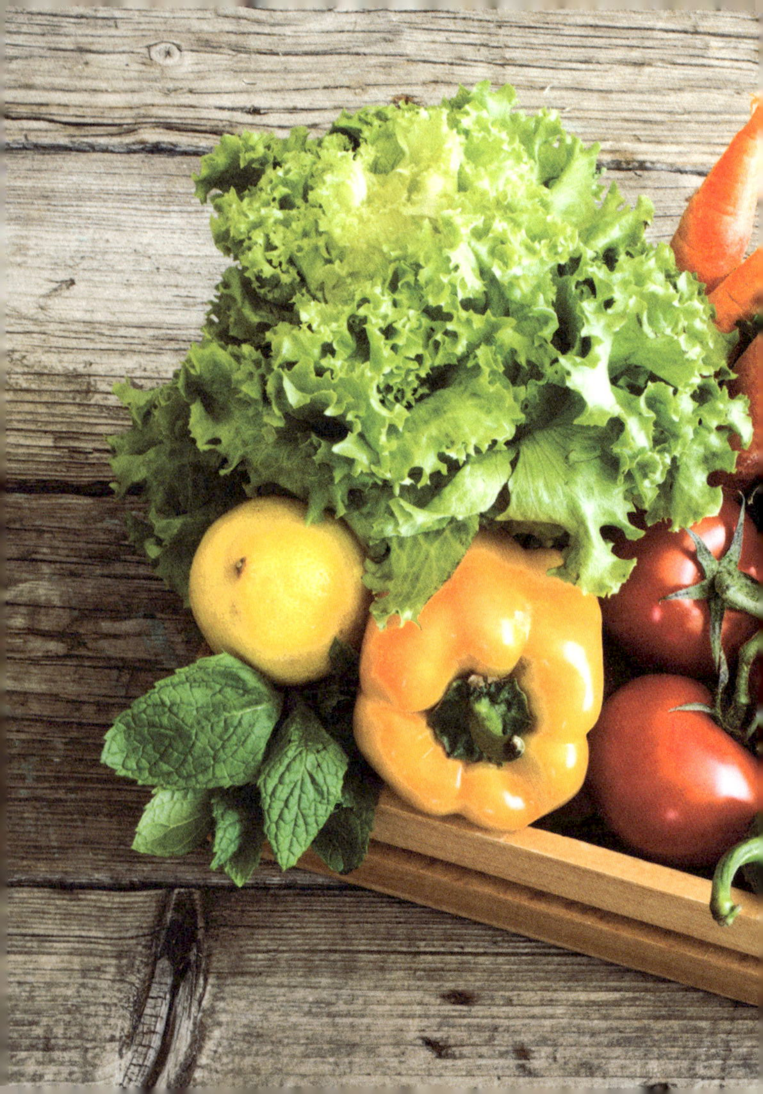

(mit-)verursacht werden, scheint Fasten eine ideale Therapie zu sein: Rheumaschmerzen werden gelindert, eine vorgeschädigte Leber kommt wieder zu Kräften, vergrößerte Herzen arbeiten wieder ökonomischer, die Insulinsensitivität wird erhöht, Hunger- und Sättigungssignale wieder natürlich wahrgenommen. Die Gewichtsabnahme ist dabei nur ein Mitnahmeeffekt und nicht primäres Ziel des Heilfastens.

Heilfasten bedeutet freiwilligen Verzicht auf feste Nahrungsmittel und Genussmittel für eine begrenzte Zeit. Am weitesten verbreitet ist die Methode nach Dr. Otto Buchinger: eine kontrolliert durchgeführte Trinkdiät mit täglich ca. 400 kcal in Form von Tees, Gemüsebrühen, Obst- und Gemüsesäften. Wichtig ist dabei auch die Nachhaltigkeit: Die Änderung des Ernährungsverhaltens, regelmäßige Bewegung und Achtsamkeit sollen auch nach der Fastenkur weiter praktiziert werden.

Ablauf einer Heilfastenwoche

Für Gesunde erstreckt sich das Fasten in der Regel über 5 Tage, kann aber auch auf 7 Tage ausgedehnt werden. Wer zum ersten Mal fastet, profitiert vom Aufenthalt in der geschützten Atmosphäre eines Fasten-Kurhauses. Die Fastenwoche beginnt mit der Vorbereitung des Stoffwechsels durch eine leichte Schonkost über 2–3 Tage. Als Mahlzeiten

eignen sich in dieser Zeit gekochter Reis, Kartoffeln, Obst und gedünstetes Gemüse, ohne Fett und Salz zubereitet.
Dann folgt die eigentliche Fastenphase. Durch die niedrige Energiezufuhr schaltet unser Stoffwechsel von „äußerer“ Ernährung auf „innere“ Ernährung um. Zuerst nutzt er die Kohlenhydratreserve in Form des Glykogens in Muskeln und Leber. Diese Reserve ist aber schon nach etwa einem halben Tag verbraucht, was wir in Form von Hunger spüren. Nun beginnt unser Körper, aus allen Bereichen Energie abzuziehen. Da nichts verdaut werden muss, wird allein hier schon viel an Energie eingespart. Dann werden die mehr oder weniger großen Fettreserven zur Energiegewinnung herangezogen.
Mit dem Abbau des Speichergewebes beginnt der Körper seine Aufräumarbeiten: Was im Bindegewebe abgelagert wurde, wird als erstes wieder abgebaut und entsorgt – vorausgesetzt, man trinkt genug. Zusätzlich sollte man den Ausscheidungsprozess über den Darm unterstützen, indem man einen regelmäßigen Stuhlgang fördert. Hier erweisen sich Sauerkrautsaft, Zwetschgensaft oder Apfelsaft als nützliche Helfer. Zum Erstaunen vieler bleibt man während der Fastenzeit leistungsfähig. Hat sich der Stoffwechsel einmal auf die Fettverbrennung umgestellt, bleibt auch der Hunger aus.
Die Fastenwoche endet mit dem Ritual des Fastenbrechens und den Aufbautagen. Fastenbrechen bedeutet, den Körper

wieder stufenweise ans Essen zu gewöhnen. Der Magen-Darm-Trakt nimmt seine Arbeit wieder auf, und der Stoffwechsel stellt sich wieder auf eine Ernährung „von außen" um. Dabei ist es wichtig, ein gutes Gespür für sich selbst zu entwickeln und nach dem Motto *„Gut gekaut ist halb verdaut"* das bewusste Kauen und Einspeicheln wieder zu trainieren. Als erste Mahlzeit wird meist ein Apfel gegessen, danach eine Kartoffel-Gemüsesuppe.

Dieses Buch darf nicht als Fastenanleitung verstanden werden, dafür sollte man sich spezielle Literatur besorgen. Die im Folgenden beschriebenen Zubereitungen lassen sich aber gut im Rahmen einer Heilfastenwoche verwenden. Wer eine Heilfastenkur daheim durchführen möchte, dem sei das Buch *Wirksam fasten – Neustart mit der Kraft der Natur* von Anika Schwingshackl empfohlen.

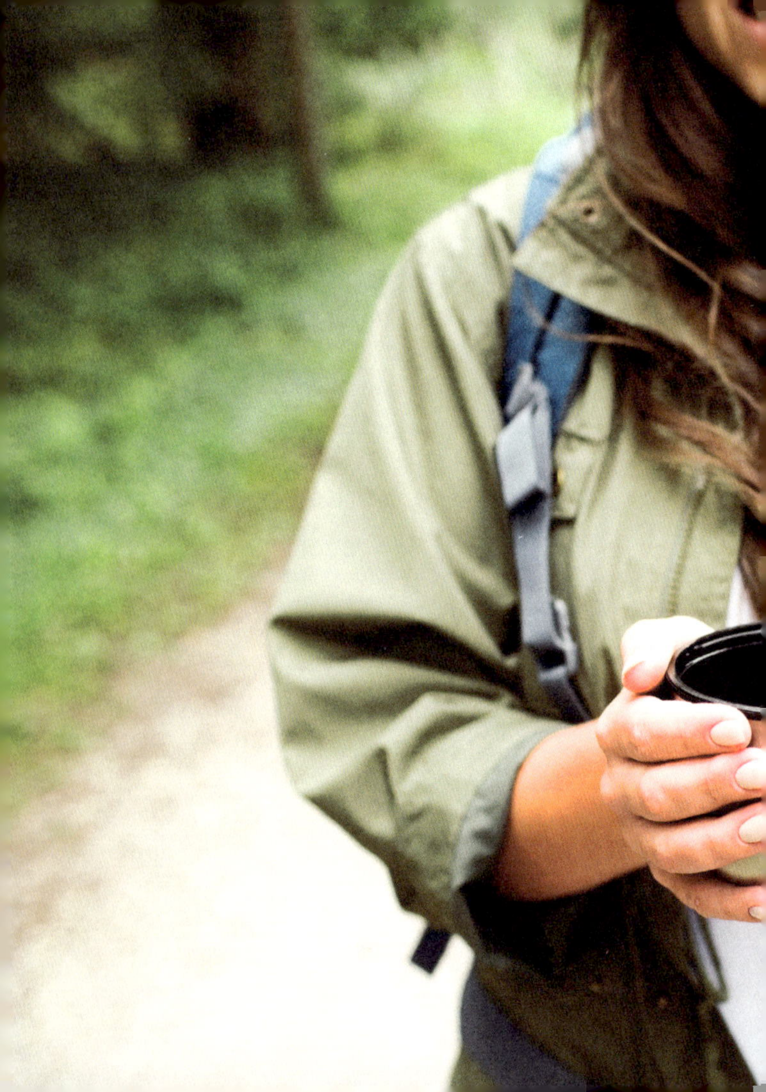

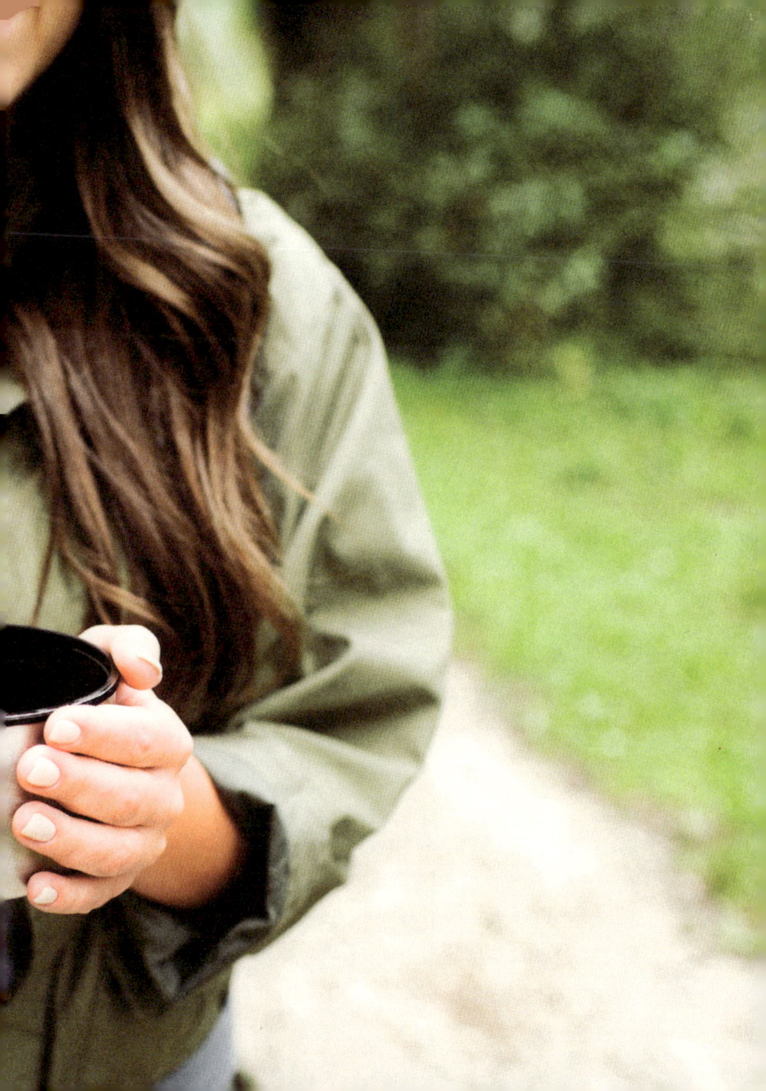

Teekur

Tees sind nicht nur ein wohlschmeckendes Arzneimittel, sondern eignen sich auch besonders gut dafür, den Stoffwechsel anzuregen. Einerseits wirken sie durch die Inhaltsstoffe der Heilpflanzen, andererseits hilft die Flüssigkeitszufuhr, Stoffe über die Nieren auszuschwemmen. Vielen von uns ist das natürliche Durstgefühl abhandengekommen, und wir tun uns schwer, ausreichend zu trinken. Eine Teekur kann auch als Trainingsprogramm für ein gesundes Trinkverhalten genutzt werden.

Um die optimale Wirkung eines Heilkräutertees zu erreichen, sollten Angaben zu Ziehzeiten, Trinktemperatur, Art und Weise des Trinkens oder Zeitpunkt der Einnahme genau befolgt werden. Durchspülungstherapien sollten immer nur kurmäßig über 3–4 Wochen angewendet werden.

Ein Stoffwechseltee kann folgende Bestandteile enthalten:

- Harntreibende Wirkstoffe: Birkenblätter, Brennnesselblätter, Löwenzahnblätter, Ackerschachtelhalm (Zinnkraut), Hauhechelwurzel, Bohnenschalen
- Ein mildes Abführmittel: Leinsamen

- ☞ Blähungsmildernde Stoffe zur besseren Verträglichkeit: Fenchel, Kamillenblüten, Kümmel, Wacholderbeeren, Melissenblätter, Pfefferminzblätter
- ☞ Pflanzen mit Bitterstoffen, die die Verdauung anregen: Löwenzahnblätter, Schafgarbe, Wegwartenwurzel, Wermut, Enzianwurzel, Rosmarin

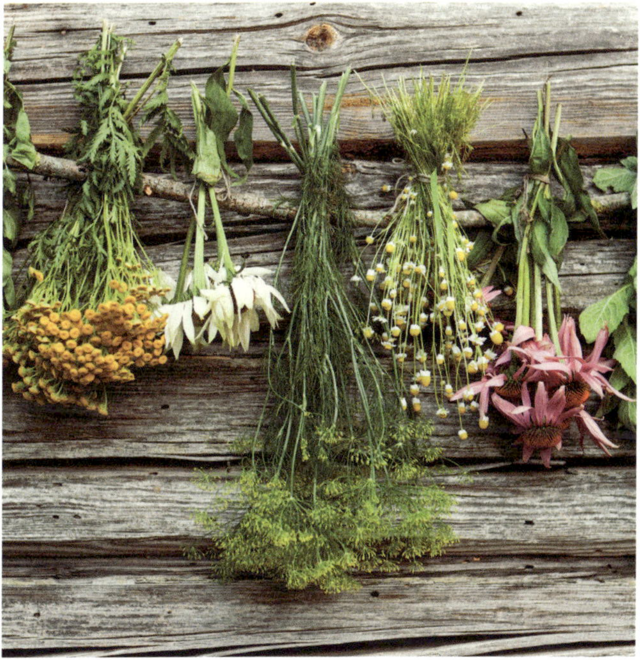

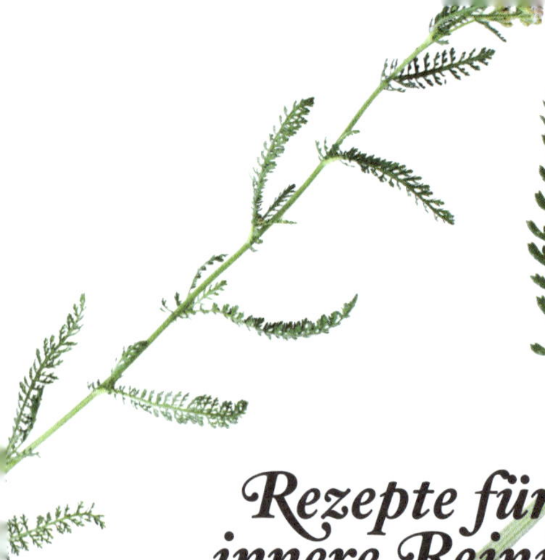

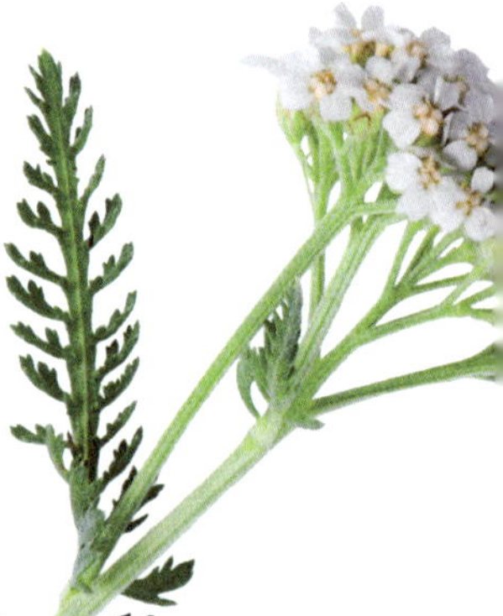

Rezepte für die innere Reinigung

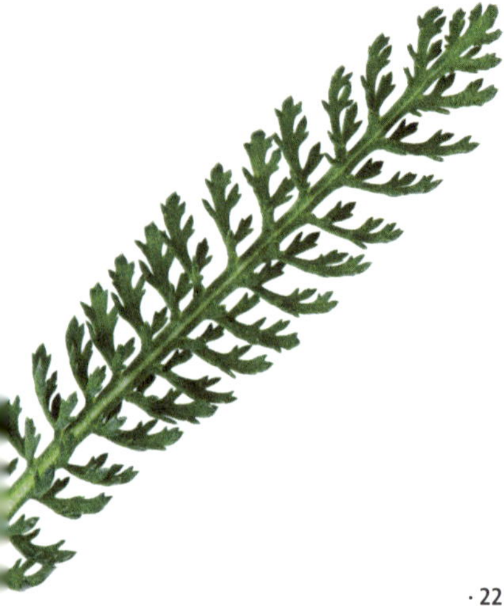

Stoffwechselanregende Teemischung

Bringt alles in Fluss

Bohnenschalen sind kaliumreich und wegen ihrer harntreibenden Wirkung oft Bestandteil von Blutreinigungstees. Aufgrund des hohen Chromgehaltes wird ihnen in der Volksheilkunde auch eine blutzuckersenkende Wirkung nachgesagt, die allerdings nicht belegt ist. Birkenblätter fördern die Wasserausscheidung, ohne dabei die Niere zu reizen. Der Ackerschachtelhalm, bei uns auch unter dem Namen Zinnkraut bekannt, hat einen hohen Gehalt an Kieselsäure und stärkt damit unser Bindegewebe. Will man ihn selbst sammeln, so darf man ihn keinesfalls mit dem giftigen Sumpfschachtelhalm verwechseln. Die Schafgarbe ist das klassische Kraut bei Frauenleiden. Pfefferminze bringt nicht nur einen frischen Geschmack, sondern fördert auch die Galleproduktion.

ZUTATEN FÜR 45 G TEEMISCHUNG

20 g Bohnenschalen *(Phaseoli fructus pericarpium conc.)*
10 g Birkenblätter *(Betulae folium)* · 5 g Ackerschachtelhalmkraut *(Equiseti herba)* · 5 g Schafgarbenkraut *(Millefolii herba)*
5 g Pfefferminzblätter *(Menthae piperitae folium)*

ZUBEREITUNG

2 TL der Teemischung mit 250 ml kaltem Wasser übergießen. Langsam zum Sieden erhitzen, dann 5 Minuten köcheln lassen.

ANWENDUNG

3 x täglich 1 Tasse mäßig warm trinken. Maximal 3 Wochen anwenden.

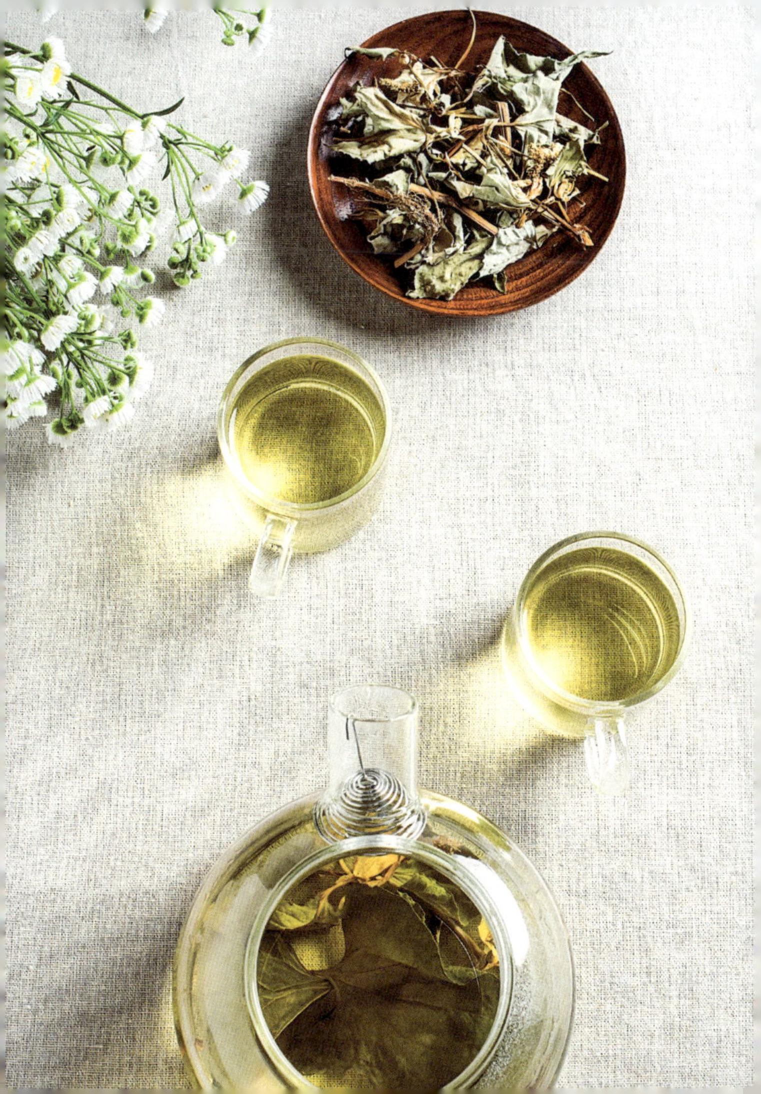

NIERENTEE

Spült Unerwünschtes aus dem Körper

Ausscheidungsfördernde „Harnwegspflanzen“ erweisen uns nicht nur bei Harnwegsinfekten gute Dienste, sie lassen sich auch für Entschlackungskuren einsetzen. Die Nieren gehören zu unseren wichtigsten Ausscheidungsorganen für harnpflichtige oder giftige Substanzen. Sie regeln über die Ausscheidung von Mineralstoffen und Wasser unseren Flüssigkeitshaushalt, den Blutdruck und das Säure-Basen-Gleichgewicht. Täglich fließen unglaubliche 1500–1700 Liter Flüssigkeit durch unsere Zwillingsorgane.

In der täglichen Ernährung unterstützen wir unsere Nieren am besten durch ausreichende Flüssigkeitszufuhr (ca. 2 Liter pro Tag). Auch wassertreibende Gemüse- und Obstsorten sind wertvolle kulinarische Helfer und sollten regelmäßig auf den Tisch kommen. Dazu zählen Kartoffeln, Petersilie, Liebstöckel, Sellerie, Spargel, Birnen, Erdbeeren, Hagebutten oder Johannisbeeren.

ANWENDUNG

3 x täglich 1 Tasse trinken. Maximal 3 Wochen anwenden.

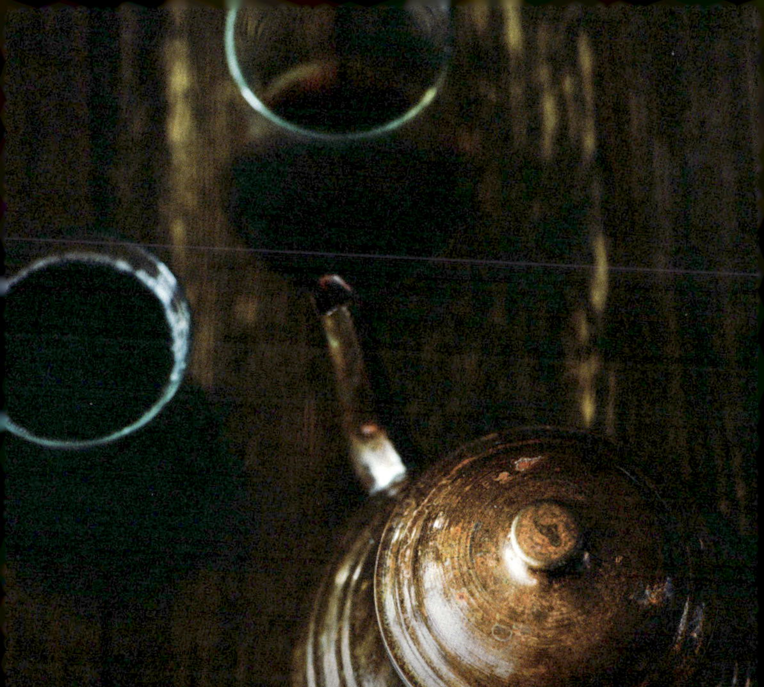

ZUTATEN FÜR 50 G TEEMISCHUNG

20 g Brennnesselblätter *(Urticae folium)* · 10 g Birkenblätter *(Betulae folium)* · 10 g Ackerschachtelhalm *(Equisetum arvense)*
5 g Pfefferminzblätter *(Menthae piperitae folium)*
5 g Zitronenmelissenblätter *(Melissae officinalis folium)*

ZUBEREITUNG

1 TL der Teemischung mit 1 Tasse kochendem Wasser übergießen. 20 Minuten zugedeckt ziehen lassen und immer wieder rühren. Danach abseihen.

LEBERTEE

Unterstützt und regeneriert das Organ der Lebensfreude

Die Leber ist als „Chemielabor" des Körpers für Entgiftung, Verdauung, Energiehaushalt, Hormonregulierung, Blutkreislauf und Blutbildung verantwortlich und speichert einerseits fettlösliche Vitamine und zum anderen Energie in Form von Glykogen. Die Leberzellen produzieren bis zu 1 Liter Gallensaft pro Tag. Dieser wird in den Darm abgegeben, um Fett zu verdauen und Abbauprodukte über den Darm auszuscheiden. Die Leber muss auch einen allzu sorglosen Umgang mit Genuss- und Suchtmitteln „ausbaden". Leidet das Organ der Lebensfreude unter dieser Last, so werden wir müde, kraftlos, schwach und depressiv. Auch Verdauungsbeschwerden oder abwechselnde Phasen von Appetitlosigkeit und Heißhunger können Anzeichen dafür sein, dass die Leber dringend Unterstützung benötigt. Die besten Heilpflanzen für die Leber sind Mariendistel, Schafgarbe, Artischocke und Gelbwurz. Die Mariendistel hilft durch das enthaltene Silymarin den Leberzellen dabei, zu regenerieren, und wirkt Leberschädigungen entgegen.

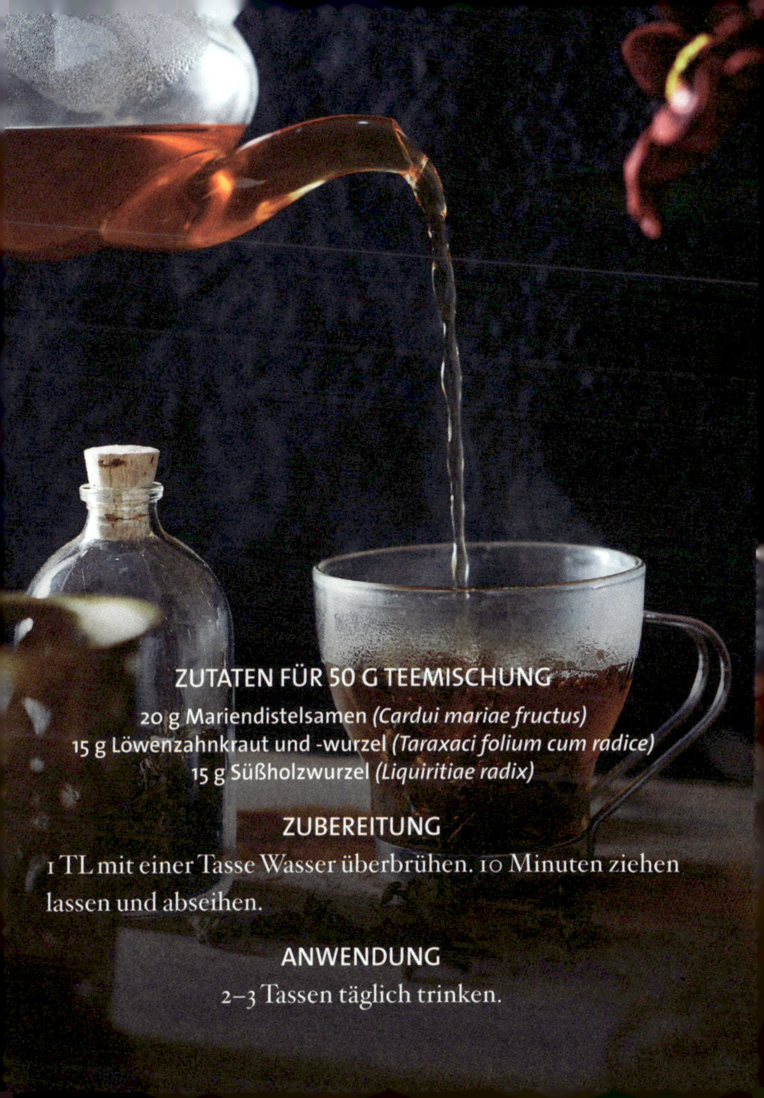

ZUTATEN FÜR 50 G TEEMISCHUNG

20 g Mariendistelsamen *(Cardui mariae fructus)*
15 g Löwenzahnkraut und -wurzel *(Taraxaci folium cum radice)*
15 g Süßholzwurzel *(Liquiritiae radix)*

ZUBEREITUNG

1 TL mit einer Tasse Wasser überbrühen. 10 Minuten ziehen lassen und abseihen.

ANWENDUNG

2–3 Tassen täglich trinken.

Frühlingskräutersuppe

Vertreibt die Frühjahrsmüdigkeit

Kochen mit Wildkräutern ist eine wunderbare Art, die Kraft der Kräuter ins tägliche Leben zu holen. Sie wachsen kostenlos vor der Haustüre und bringen neue Geschmackserlebnisse auf den Esstisch. Dies wussten auch schon unsere Vorfahren. Rund um die Frühjahrs-Tag-und-Nacht-Gleiche (20.–23. März) wurde traditionell eine „Grüne Suppe" zubereitet, die die Frühjahrsmüdigkeit vertreiben sollte. Sie bestand aus fünf, sieben oder neun Kräutern, die gesammelt wurden, solange die Pflanzen noch ganz zarte Triebe und Blätter hatten.

ZUTATEN FÜR 4 PORTIONEN

Ca. 100 g Kräuter (z. B. Kerbel, Kresse, Sauerampfer, Petersilie, Gundelrebe, Lungenkraut, Brennnessel, Schafgarbe, Löwenzahn Spitzwegerich, Gänseblümchenblätter) · 100 g Spinat · 1 Zwiebel 50 g Butter · 4 EL Dinkelmehl · Salz · Pfeffer · ca. 60 ml Sauerrahm 1 Liter Gemüsebrühe

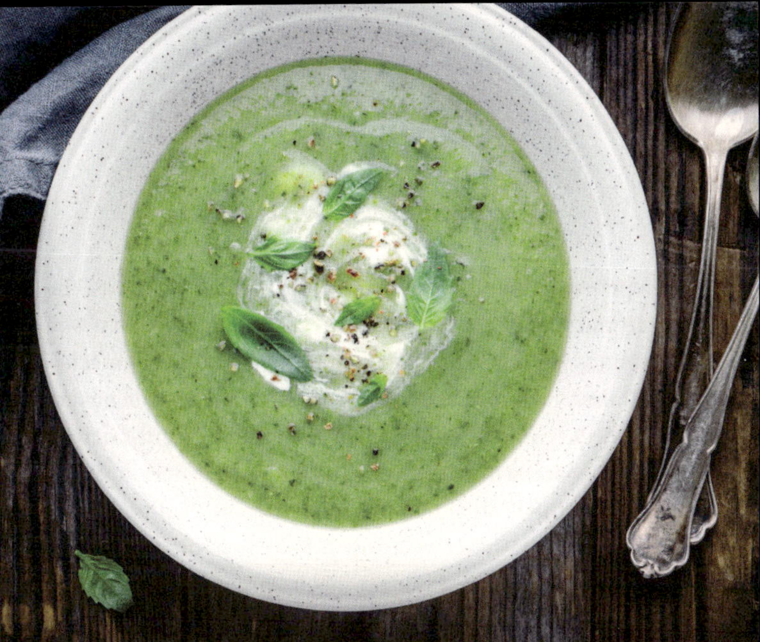

ZUBEREITUNG

Frühlingskräuter putzen, waschen, abtropfen lassen und fein hacken. Butter erhitzen und die klein geschnittene Zwiebel darin glasieren. Dinkelmehl dazugeben und leicht bräunen lassen. Mit der Gemüsebrühe aufgießen und glattrühren. Zwei Drittel der Kräuter und den Spinat dazugeben und aufkochen lassen. Auf die Seite stellen und 5 Minuten ziehen lassen. Dann mit dem Mixstab pürieren. Mit den restlichen Kräutern und etwas Sauerrahm verfeinern und mit Salz und Pfeffer abschmecken.

Krautsuppe

Lässt die Kilos purzeln

Wenn es ums Abnehmen geht, hat wohl jeder schon einmal von der Krautsuppendiät gehört. Und wirklich: Mit ihren Inhaltsstoffen putzt sie den Körper richtig gut durch. Kalium fördert die Wasserausscheidung, Vitamin C, Kalzium, Magnesium, Eisen, Iod und Zink unterstützen den Stoffwechsel, und Senföle stärken das Immunsystem. Wie alle Gemüsesuppen füllt die Krautsuppe gut den Magen und liefert dabei nur ganz wenige Kalorien. Einziger Nachteil: Wer auf die Ballaststoffe im Kraut empfindlich reagiert, kämpft mit Blähungen. Dagegen helfen Gewürze wie Kümmel, Fenchel oder Kamillenblüten.

ANWENDUNG

Als Hauptmahlzeit mit einem Stück Schwarzbrot gegessen, unterstützt die Suppe die Gewichtsreduktion. Zusätzlich sollte man fettarme Eiweißlieferanten wie z. B. Buttermilch konsumieren, um die wertvolle Muskelmasse nicht zu verlieren.

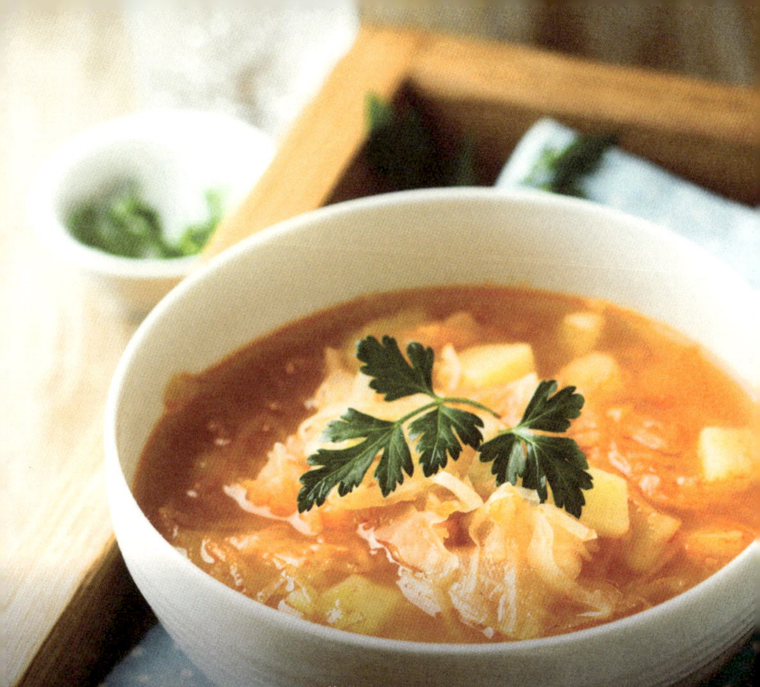

ZUTATEN FÜR 4 PORTIONEN

½ Kopf Weißkraut · je 1 Paprikaschote rot und gelb
½ große weiße Zwiebel · 1 Stange Lauch · 2 Karotten
½ Dose geschälte Tomaten · 2 TL Gemüsebrühe · Würze nach Geschmack (Pfeffer, Kümmel, Chili, Ingwer...)

ZUBEREITUNG

Gemüse waschen, putzen und in Stücke schneiden. Mit 1 Liter Wasser und Gemüsebrühe kochen. Das Kraut sollte

Fastensuppe

Entlastet und gleicht den Säure-Basen-Haushalt aus

Die vorübergehende flüssige Ernährung während des Saft- und Suppenfastens entlastet den Verdauungstrakt. Dem Körper bleibt so mehr Energie für andere Aufgaben wie Heilung und Regeneration. Die im Gemüse enthaltenen Mineralstoffe sammeln sich im Kochwasser; auf diese Weise erhält man ein wohlschmeckendes basisches Elektrolytgetränk. Wenn man einen Teil des Gemüses – nicht die gesamte Menge, das würde die Verdauung zu stark belasten – durch ein Sieb in die Suppe durchdrückt, wird die Suppe etwas dicker und man hat eher das Gefühl, eine Mahlzeit zu sich genommen zu haben.

ANWENDUNG

An Fastentagen als Mittag- und Abendessen langsam löffelweise verzehren. Die Suppe kann auf Vorrat gekocht werden und hält im Kühlschrank etwa eine Woche. Zutaten wie Zwiebeln, Kohl oder Bohnen sind aufgrund ihrer blähenden Wirkung für die Fastensuppe nicht geeignet.

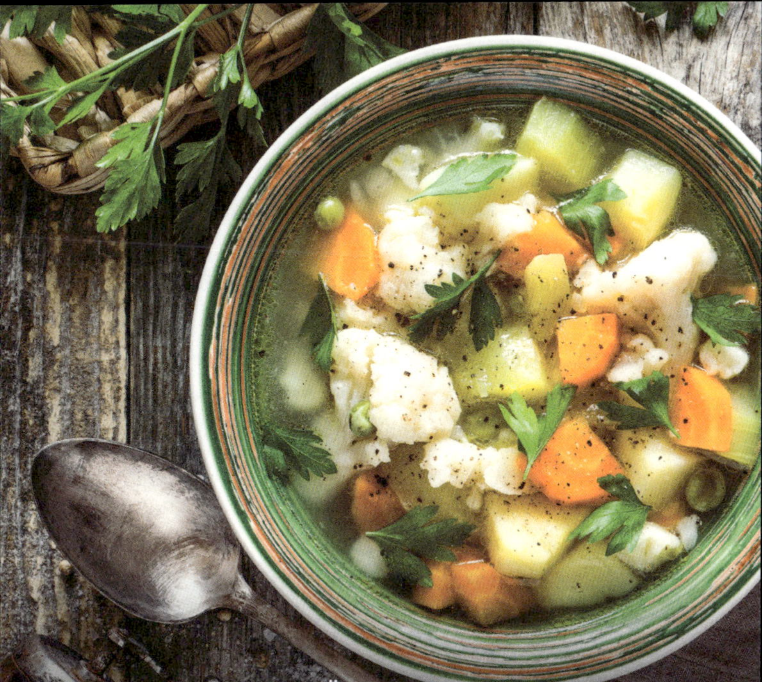

ZUTATEN FÜR 500 ML SUPPE

1 kg frisches saisonales Gemüse (z. B. Karotten, Sellerie, Kürbis, Petersilienwurzel, Tomate) · 500 ml Wasser · frische Kräuter (z. B. Schnittlauch, Petersilie)

ZUBEREITUNG

Das Gemüse würfeln, im Wasser auf kleinster Stufe garen und danach abseihen. Dabei etwa ein Viertel des Gemüses durch ein Sieb in die Suppe durchdrücken. Mit frischen Kräutern bestreut servieren.

Suppenwürze im Glas

Leitet Metalle aus dem Körper

Zwiebel, Knoblauch und Lauch sind reich an schwefelhaltigen Lauchölen. In der Medizin werden Schwefelverbindungen zur Metallausleitung verwendet. Sie lösen z. B. Quecksilber oder Blei und binden es in Form eines Chelatkomplexes, der ausgeschieden wird. Mit reichlich Lauchgewächsen auf dem täglichen Speiseplan kann man so einen guten Entgiftungseffekt erreichen.

Eine praktische Zubereitung ist die Herstellung einer Suppenwürze. Wichtig ist das richtige Mischverhältnis zwischen Salz und Gemüse, damit eine gute Konservierung erfolgt. Auf 1 kg Gemüse kommen 200 g Salz. Als Zutaten eignen sich fast alle Gemüsesorten. Klassische Suppengemüse sind neben Lauch, Zwiebel und Knoblauch auch Sellerie, Karotte, Petersilie, Pastinake und Liebstöckel. Die Suppenwürze hält bei kühler Lagerung bis zu einem Jahr und kommt im Gegensatz zu industriell hergestellten Produkten ganz ohne Hefe, Geschmacksverstärker und Zusatzstoffe aus.

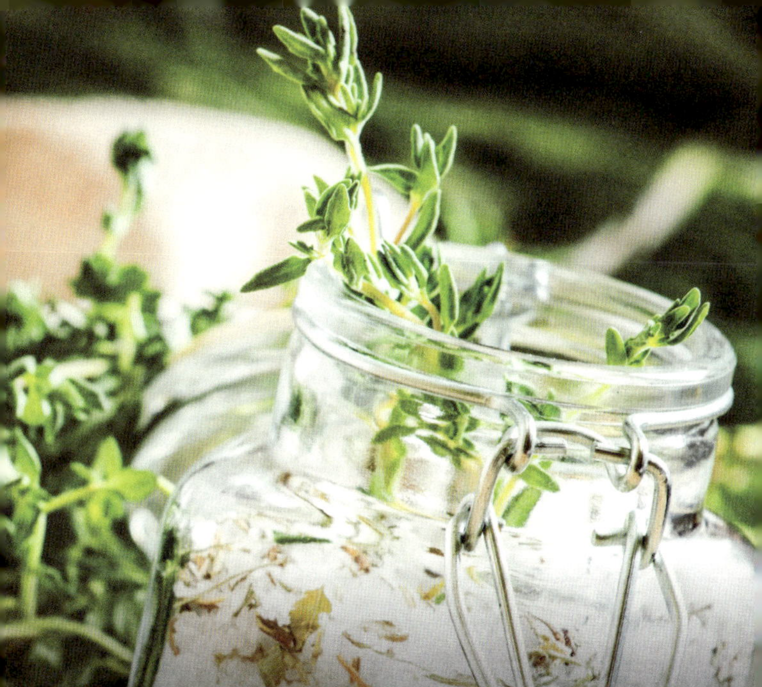

ZUTATEN

80 g Sellerie · 80 g Karotte · 80 g Pastinake · 80 g Petersilienwurzel
70 g Zwiebel · 40 g Lauch · 10 g Knoblauch · 60 g Kräuter
(z. B. Liebstöckel, Petersilienkraut, Schnittlauch, Thymian, Majoran, Basilikum, Dost, Quendel, Estragon, Bohnenkraut ...) · 100 g Salz

ZUBEREITUNG

Alle Zutaten putzen und säubern, fein zerkleinern und mit Salz vermischen. In saubere sterile Gläser einfüllen und gut verschließen.

Entschlackungs-Smoothie

Vitalstoffreicher Zaubertrank

Eine besonders wohlschmeckende Variante, frische Kräuter zu genießen, ist die Zubereitung eines grünen Smoothies. Dafür werden Obst, Gemüse und Kräuter in einem guten Mixer püriert und mit Wasser soweit verdünnt, dass man das Ganze gut trinken kann. Ein gesunder Smoothie sollte immer mehr Gemüse und Kräuter als Obst enthalten. Obst hat einen hohen Anteil an Fruchtzucker, der, in Übermengen genossen, die Verdauung und die Leber belastet. Wenn wir für unser Smoothie-Rezept stoffwechselfördernde Wildkräuter verwenden, können wir neben Vitaminen und Mineralstoffen auch entschlackende und blutreinigende Eigenschaften in unseren „Zaubertrank" hineinbringen.

ANWENDUNG

Ein Entschlackungs-Smoothie eignet sich gut als Obst- und Gemüseergänzung fürs Frühstück oder als kleine Zwischenmahlzeit.

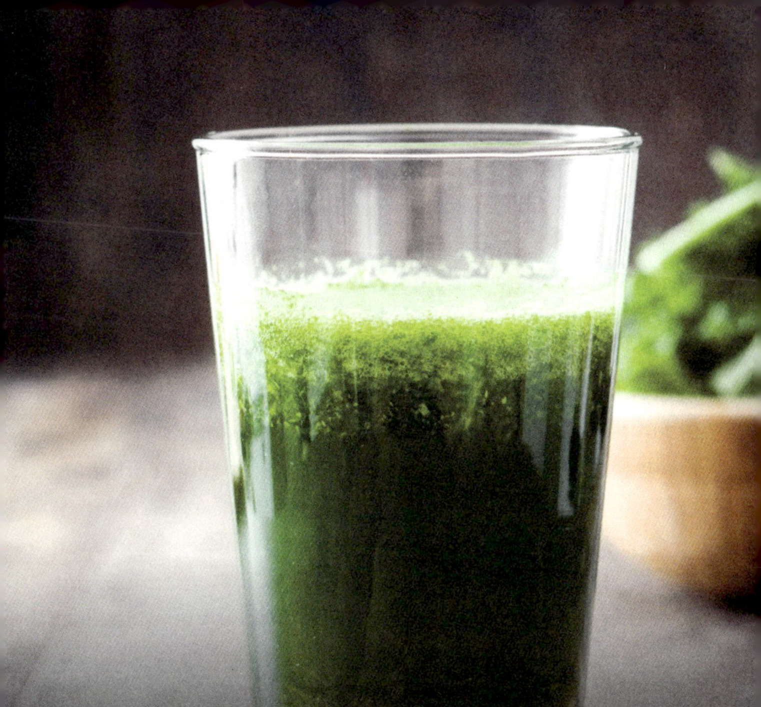

ZUTATEN

Insgesamt 15 g frische Kräuter (z. B. Löwenzahn, Brennnessel, Giersch, Zitronenmelisse) · 1 Apfel · 1 Karotte · 1 TL Leinöl
½ TL Bitterkräuterpulver (siehe Rezept S. 52) · 1 TL Zitronensaft

ZUBEREITUNG

Apfel und Karotte in kleine Stücke schneiden. Alle Zutaten mit 300 ml Wasser aufgießen und mit einem starken Mixer fein pürieren.

Frühlingskräutersalat

„Unkraut" für die Blutreinigung

Oft merken wir gar nicht, welche kulinarischen Schätze wir direkt vor der Haustüre haben – wir schimpfen sie sogar Unkraut. Für einen leckeren Frühlingskräutersalat müssen wir nur in den Garten gehen: Ein Klassiker im Frühlingssalat ist der Löwenzahn. Er aktiviert mit seinen Bitterstoffen Leber und Gallenfluss und wirkt harntreibend. Spitzwegerich ist nicht nur ein ausgezeichnetes Hustenmittel, sondern wird in der Volksmedizin auch für die Blutreinigung verwendet. Giersch bringt den Gartenbesitzer zur Verzweiflung, da er sich unermüdlich ausbreitet. Er schmeckt aber auch vorzüglich als kalzium-, magnesium- und siliciumreiches Wildgemüse. Die eisen- und iodreiche Brunnenkresse findet man überall, wo es feucht ist. An Quellen, Brunnen und Bächen zeigt sie gute Wasserqualität an.

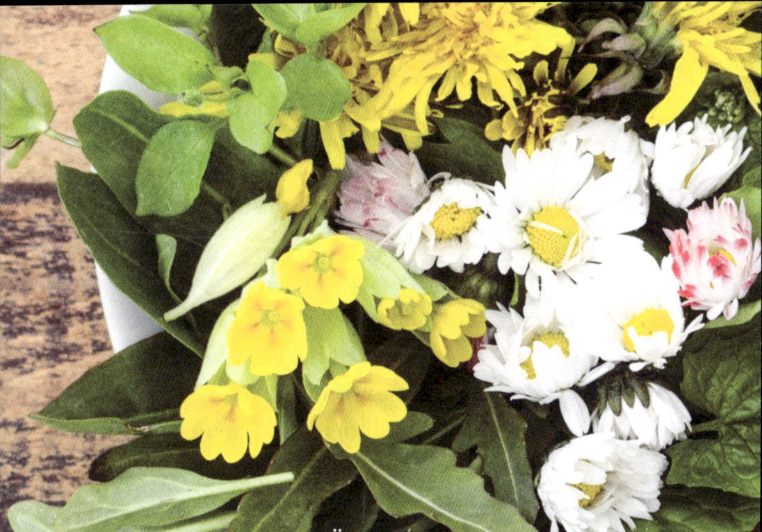

ZUTATEN FÜR 2 PORTIONEN

Je eine Handvoll Löwenzahnblätter, Spitzwegerichblätter, junge Gierschblätter, Brunnenkresse · ein paar Gänseblümchenblüten
2 EL Walnüsse

DRESSING

1 EL Olivenöl · 1 EL Hanföl · 2 EL Apfelessig · 1 TL Honig
eine Prise Salz und Pfeffer

ZUBEREITUNG

Wildgemüse waschen und gut abtropfen lassen. Walnüsse hacken und ohne Fett anrösten. Aus Olivenöl, Hanföl, Apfelessig, Honig, Salz und Pfeffer ein Dressing zubereiten. Den Salat mit dem Dressing vermischen und mit gehackten Walnüssen und Gänseblümchen garnieren.

Schafgarben-Leberwickel

Wärmende Leberunterstützung

Wenn wir fasten oder die Nahrungszufuhr während einer Frühjahrskur reduzieren, frieren wir leichter. Von außen können wir Wärme zuführen, indem wir einen Wickel anlegen. Der warme Reiz auf der Haut setzt einen Impuls, der über die Reflexleitungen der Wirbelsäule zur Leber übertragen wird. Dort wird die Durchblutung gesteigert und die Lebertätigkeit angeregt. Besonders gut lässt sich der Leberwickel mit der wohltuenden Wirkung der Schafgarbe kombinieren. Sie wirkt krampflösend, blähungsmildernd und allgemein entspannend und stärkend.

ZUTATEN

2 EL Schafgarbenkraut *(Millefolii herba)* · ½ Liter kochendes Wasser; für den Wickel 1 Baumwolltuch (z. B. Küchentuch) · 1 Frotteetuch 1 Außentuch aus Wolle oder Flanell

ZUBEREITUNG

Schafgarbenkraut mit kochendem Wasser übergießen und zugedeckt 7 Minuten ziehen lassen. Danach in eine Kanne abseihen. Für den Wickel das Baumwolltuch in der Größe der Leber falten, mit Tee tränken und auswringen. Sich selbst auf den Rücken legen und das Baumwolltuch unter dem rechten Rippenbogen auflegen. Das Frotteetuch darauflegen und mit dem Außentuch faltenfrei einwickeln. Nach 20 Minuten Einwirkzeit Wickel entfernen und 30 Minuten nachruhen.

ACHTUNG

Nicht verwenden bei Bauchschmerzen unklarer Ursache, akuter Leberentzündung, akuten Herz-Kreislauf-Erkrankungen und Fieber!

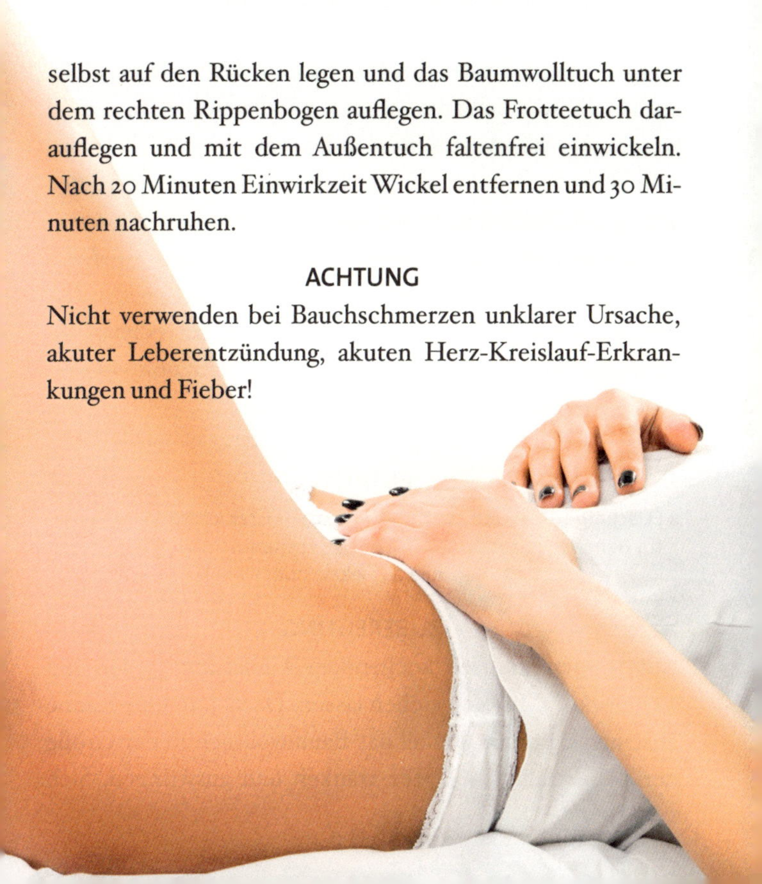

Sauerhonig für den Darm

Bringt unsere Darmflora ins Gleichgewicht

Eine der spannendsten wiederentdeckten Zubereitungen ist der Sauerhonig, auch Oxymel genannt. Er wurde bereits in der griechischen Antike hergestellt, und seither wurden Tausende kulinarische und medizinische Rezepte niedergeschrieben. Die Kombination aus Honig, Essig und Kräutern wirkt ausgleichend auf unsere Darmflora und sorgt dafür, dass wir die Wirkstoffe der verwendeten Kräuter besonders gut aufnehmen können. Im folgenden Rezept werden im Essig Kräuter ausgezogen, die unsere Verdauung ausbalancieren und die Darmfunktion verbessern.

ANWENDUNG

1–2 EL Sauerhonig mit 100 ml Wasser oder Tee verdünnen und schluckweise trinken. TEH®-DarmFit-Sauerhonig kann auch fertig beim TEH® Verein bezogen werden (Adresse siehe S. 64).

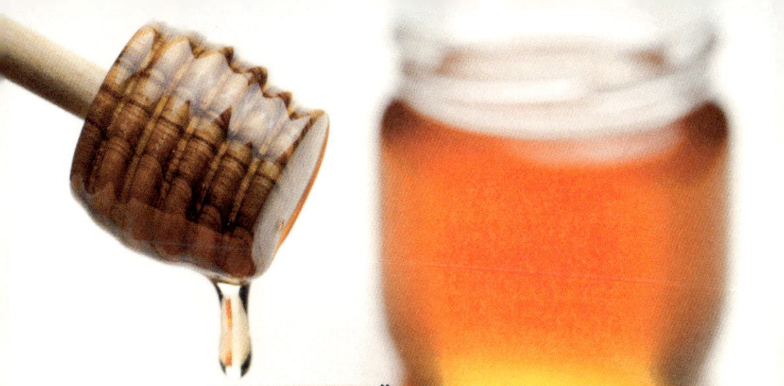

SAUERHONIG FÜR DEN DARM (TEH®-DARMFIT-SAUERHONIG)

ZUTATEN FÜR 800 G SAUERHONIG

200 ml Gärungsessig · 600 g Honig · 1 TL Meisterwurzwurzel *(Imperatoriae rhizoma)* · ½ TL Wermutkraut *(Artemisiae absinthii herba)* · 1 TL Wacholderbeeren *(Juniperi fructus)* · ½ TL Ysopkraut *(Hyssopi herba)* · ½ TL Kümmelsamen *(Carvi fructus)* · 1 TL Schafgarbenkraut *(Millefolii herba)* · 1 TL Pfefferminzblätter *(Menthae piperitae folium)* · 1 TL Löwenzahnwurzel *(Taraxaci radix)* 1 TL Galgantwurzel *(Galangae rhizoma)* · ½ TL Steinsalz

ZUBEREITUNG

Essig mit den Gewürzen in einem großen Glasgefäß ansetzen. Gefäß verschließen und den Inhalt 3 Wochen ziehen lassen, dabei täglich schütteln. Danach abseihen, 2 Tage stehen lassen und den Überstand abgießen, sodass die Schwebstoffe im Bodensatz verbleiben. Mit Honig versetzen und gut durchrühren. In einer Braunglasflasche abgefüllt hält der Sauerhonig etwa ein Jahr.

Darmreinigungspulver

Kehrt den Darm durch

Kaum einem anderen Organ hat die Wissenschaft in den letzten Jahren so viel Aufmerksamkeit geschenkt wie dem Darm. Nach und nach werden die faszinierenden Zusammenhänge zwischen unserer Darmflora und der Gesundheit erforscht. In unserem Darm leben über 100 Billionen Bakterien, die Zusammensetzung der verschiedenen Arten ist bei jedem Menschen so individuell wie sein Fingerabdruck. Unsere Darmbakterien sind an wichtigen Körperfunktionen wie der Verdauung, der Leberfunktion, der Vitaminproduktion oder der Immunabwehr maßgeblich beteiligt. Ein gesunder Darm mit der Gesundheit förderlichen „Untermietern" kann also einen großen Beitrag zum Gesundwerden und Gesundbleiben leisten.

Während einer Frühjahrs- oder Fastenkur wird der Darm durch die vermehrte Ausscheidung von Stoffwechselprodukten und Giftstoffen besonders gefordert. Das Darmreinigungspulver kann ihn mit den klassischen Entgiftungshelfern – den Schleimstoffen und der Heilerde – dabei unterstützen. Schleimstoffe kleiden die Magen- und Darm-Innenseite aus und dienen als Futter für die nützlichen

Darmbakterien. Sie bilden einen natürlichen Schutzfilm auf der Schleimhaut, verzögern so das Eindringen chemischer Substanzen und wirken entzündungsmildernd. Krankheitserreger und Darmgase werden gebunden, und auch bei der Ausscheidung von überschüssigem Cholesterin können Schleimstoffe mithelfen. Leinsamen lagern Wasser ein und quellen, ohne dabei Blähungen zu verursachen. So regulieren sie die Stuhlkonsistenz in beide Richtungen: Sie können sowohl chronische Verstopfung als auch Durchfall lindern.

Heilerde, auch Löss genannt, setzt sich aus verschiedenen, auf natürlichem Wege durch Eis, Wasser und Wind zermahlenen Gesteinen zusammen. Sie enthält Mineralstoffe wie Silicium, Eisen, Kalzium oder Magnesium und Spurenelemente wie Chrom oder Kupfer. Die Kieselsäure sorgt für ein festes Bindegewebe. Durch ihre Struktur kann Heilerde große Mengen an Giftstoffen, Krankheitserregern, Säuren und Cholesterin binden.

Doch Achtung! Schleimstoffe und Heilerde sollten immer nur kurmäßig angewendet werden. Es kann zu einer verminderten Aufnahme von Arzneimittel-Wirkstoffen, Vitaminen und Mineralstoffen kommen. Halten Sie daher bei der Anwendung unbedingt einen Zeitabstand von mindestens 2 Stunden zur Medikamentenaufnahme ein und klären Sie die Einnahme mit Ihrem Arzt ab!

DARMREINIGUNGSPULVER (TEH®-DARMFIT-PULVER)

ZUTATEN

40 g Pektin · 40 g Heilerde · 40 g Eibischwurzel *(Althaeae radix)* 40 g Leinsamen ganz *(Lini semen in toto)* · 20 g Kräuterpulver aus Fenchelsamen *(Foeniculi fructus)* · Anissamen *(Anisi fructus)* Kümmel *(Carvi fructus)* · Löwenzahnwurzel *(Taraxaci radix)* Angelikawurzel *(Angelicae radix)* und Wermutkraut *(Artemisiae absinthii herba)* zu gleichen Teilen vermischt

ZUBEREITUNG

Die getrockneten Kräuter und Samen einwiegen, in einer Schüssel gut mischen und in einem Mörser fein verreiben oder mahlen. Danach das Kräuterpulver durchsieben und mit den anderen Zutaten vermengen. In ein Glas abfüllen und gut verschließen.

ANWENDUNG

1 EL Darmreinigungspulver pro Tag in 400 ml lauwarmes Wasser einrühren, den Saft einer halben Zitrone dazugeben und schluckweise auf nüchternen Magen trinken. TEH®-DarmFit-Pulver kann auch fertig beim TEH® Verein bezogen werden (Adresse siehe S. 64).

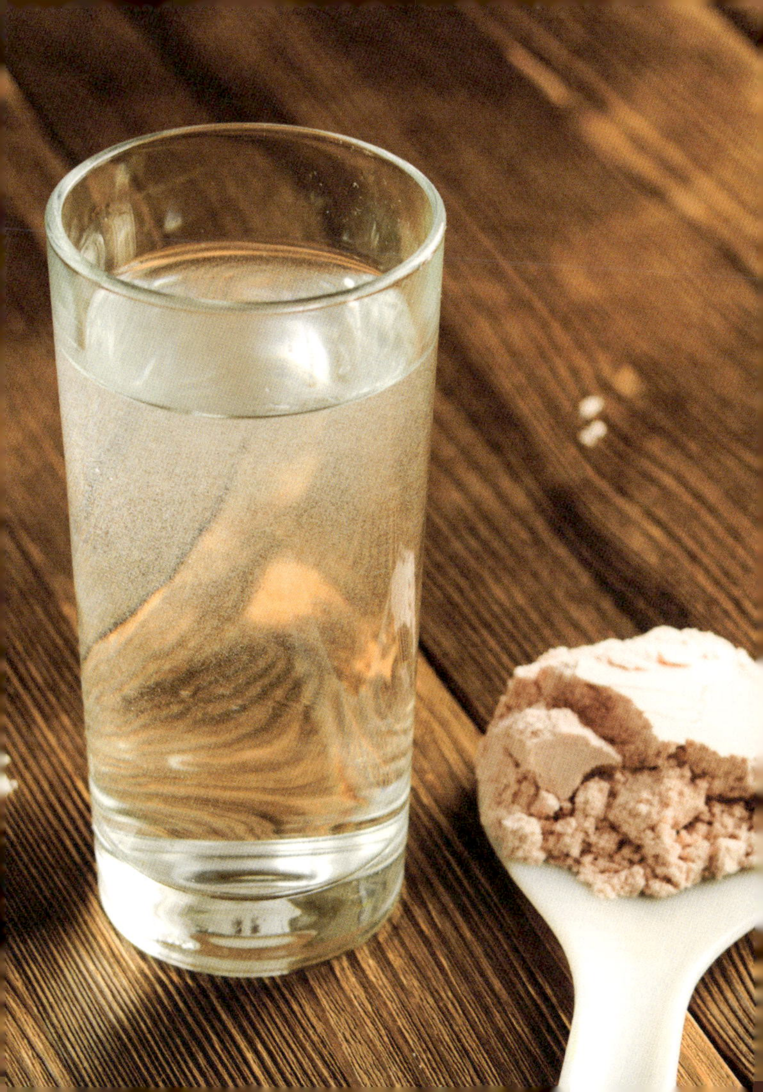

Kräuter-Basenpulver

Bitteres für den Säure-Basen-Haushalt

„Wir sind übersäuert“ steht oft in Gesundheitsmagazinen zu lesen. Wer etwas für seine Gesundheit tun möchte, versucht daher, mithilfe von Basenpulvern seinen Säure-Basen-Haushalt auszugleichen. Damit diese Aussage vom wissenschaftlichen Blickwinkel her stimmt, muss man diese Übersäuerung aber noch genauer unter die Lupe nehmen. Sind wir nämlich im medizinischen Sinne übersäuert und der Blut-pH-Wert sinkt unter 7,35, dann liegen wir auf der Intensivstation, denn das ist lebensgefährlich. Der Körper tut daher alles, um den Blut-pH-Wert konstant zu halten: Bei pH-Schwankungen neutralisiert er die sauren Wasserstoffionen mit Puffersubstanzen aus den Körperspeichern. Dazu gehören Eiweiße, Bicarbonat, Hämoglobin und Mineralstoffe.

Eine Ernährung reich an tierischem Eiweiß, Getreide und Zucker führt zu einer hohen Säurebildung im Körper. Gleiches gilt für Alkohol, Rauchen, Stress und Überanstrengung. Der Körper muss mehr Säure abpuffern und verbraucht daher mehr Bicarbonat und Mineralstoffe aus den Speichern Knochen, Bindegewebe und Zähne. Diesen Zustand nennt man latente Übersäuerung, und er steht in Verdacht, chronische Erkrankungen wie Rheuma, Osteoporose oder Arteriosklerose sowie Nierenschäden zu fördern. Eine basenbildende Kost, reich an Gemüse, Obst und Kräutern, gleicht den Säure-Basen-Haushalt auf natürliche Weise aus. Das nachstehende Rezept ergibt ein natürliches Pendant zum klassischen Basenpulver aus der Apotheke, das sich hervorragend in verschiedenen Speisen und Getränken einnehmen lässt.

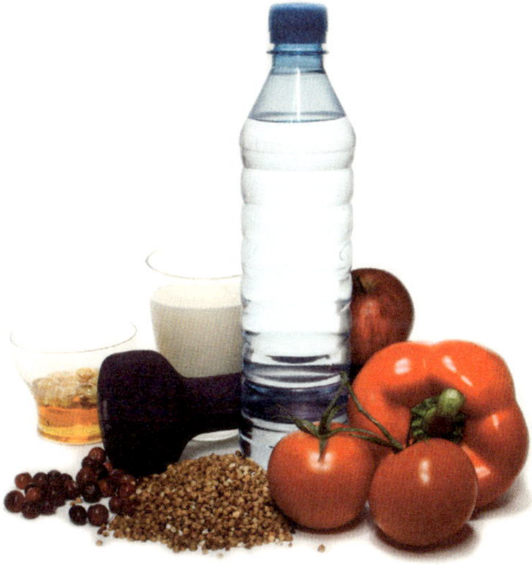

KRÄUTER-BASENPULVER (TEH® PINZGAUER 9-KRÄUTER-PULVER)

ZUTATEN FÜR CA. 20 G PULVER

1 g Wermutkraut *(Artemisia absinthii herba)* · 2 g Schafgarbenkraut *(Millefolii herba)* · 2 g Wacholderbeeren *(Juniperi fructus)* 4 g Fenchelsamen *(Foeniculi fructus)* · 4 g Kümmelsamen *(Carvi fructus)* · 2 g Angelikawurzel *(Angelicae radix)* 4 g Löwenzahnwurzel *(Taraxaci radix)* · 2 g Bertramwurzel *(Pyrethri radix)* · 1 g Meisterwurz *(Imperatoriae radix)*

ZUBEREITUNG

Die getrockneten Kräuter einwiegen, in einer Schüssel gut mischen und im Mörser fein verreiben oder mahlen. In Gläsern abgefüllt und gut verschlossen trocken gelagert etwa 1 Jahr haltbar.

ANWENDUNG

Das Basenpulver kann auf vielerlei Art eingenommen werden: pur, in Joghurt, in Brot- und Kuchenteigen, in Kaffee, in Obst- oder Gemüsesaft, in Suppen oder in Topfenaufstrichen.

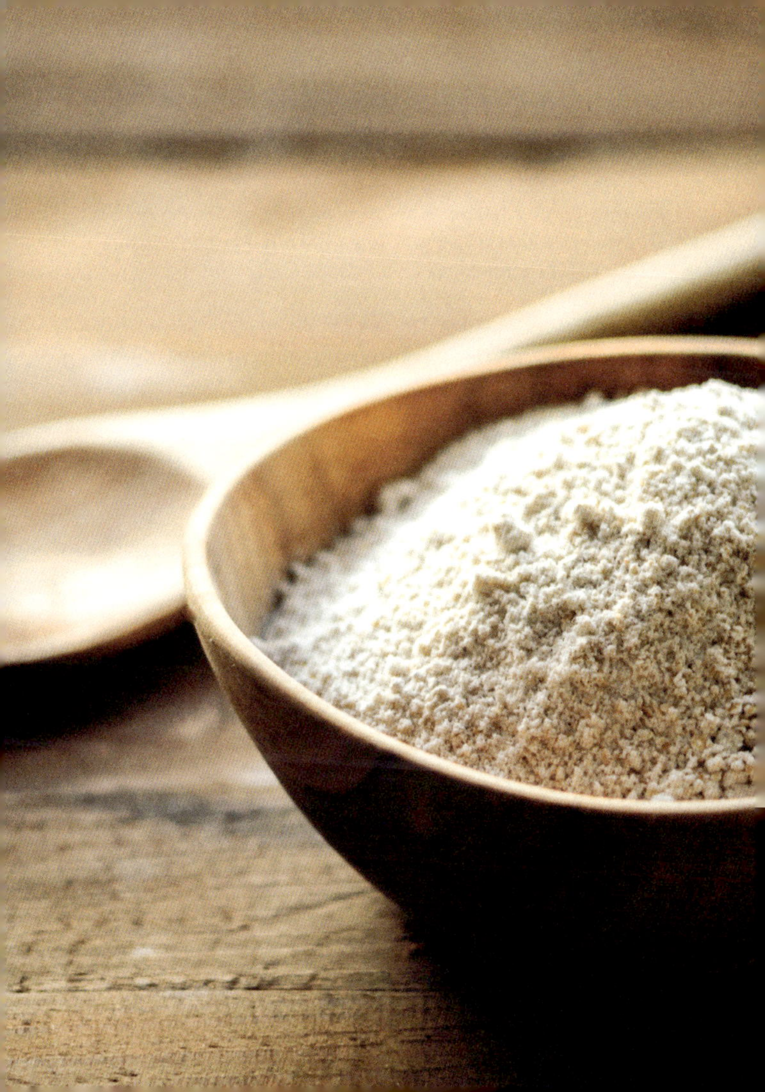

Hirsebrei mit Dörrzwetschgen

Macht der Verdauung Beine

Unser Darm ist ein Gewohnheitstier. Bei Veränderung der Essgewohnheiten oder des Tagesablaufs reagiert er oft empfindlich und man hat das Gefühl, dass gar nichts mehr „weitergeht“. Ein altbewährtes Hausmittel gegen lästige Darmträgheit und Verstopfung sind Dörrzwetschgen. Aufgrund ihres hohen Fruchtzucker- und Sorbitgehalts wirken sie sanft abführend, ohne dass man gleich zu harten Mitteln aus dem Medizinschrank greifen muss. Die Kombination mit Hirsebrei und Apfelmus liefert lösliche Ballaststoffe als Futter für unsere guten Darmbakterien und wirkt so zusätzlich regulierend auf die Verdauung.

ANWENDUNG

Den Brei löffelweise genießen und das Einweichwasser schluckweise dazu trinken.

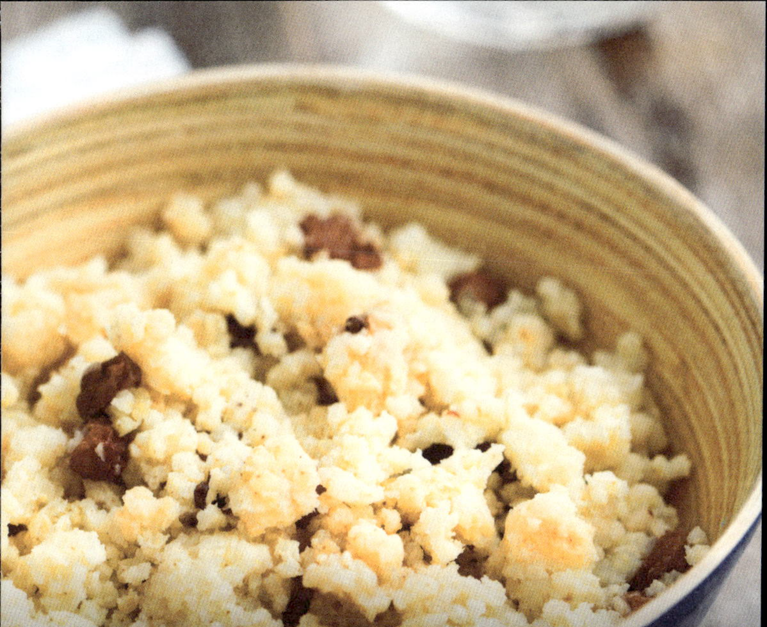

ZUTATEN

Wasser · 2 EL Hirseflocken · 2–3 Dörrzwetschgen · 4 EL Apfelmus
Vanilleschotenpulver · 1 TL Walnussöl oder Leinöl

ZUBEREITUNG

Dörrzwetschgen am Vorabend in 200 ml Wasser einweichen. In der Früh davon 70 ml Wasser mit den Hirseflocken in einem Topf unter Rühren erwärmen, das restliche Einweichwasser nicht wegschütten. Die Dörrzwetschgen klein schneiden und mit Apfelmus, Vanille und Öl unter die weichen Hirseflocken mischen.

Bärlauch-Pesto

Pflanzliches Antibiotikum und kulinarische Bereicherung

Den „wilden Knofl“ kann man bereits riechen, noch bevor man ihn entdeckt hat. Von März an bedeckt er schattige Auwälder und nordseitige Waldhänge, die Erntezeit endet mit der Blüte im Mai. Wer ihn selbst sammeln möchte, sollte sich die wichtigsten Pflanzenmerkmale gut einprägen, denn er kann den giftigen Maiglöckchen und Herbstzeitlosen zum Verwechseln ähnlich sehen. Lange bevor der Bärlauch in die besten Küchen Einzug gefunden hat, wurde er von den Kelten und Germanen als Heilpflanze geschätzt. Von ihnen wurde er auch nach dem Bären benannt, dem Frühlingsbringer, der mit seinem Erscheinen das Ende des Winters ankündigte. Durch seinen hohen Gehalt an Vitaminen, Flavonoiden und Lauchölen schreibt ihm die Volksmedizin blutreinigende Eigenschaften zu. Er lindert Verdauungsstörungen und senkt den Blutdruck. Ähnlich dem Knoblauch gilt er als pflanzliches Antibiotikum.

ANWENDUNG

Bärlauch-Pesto schmeckt hervorragend zu Pasta, Grillgemüse oder zum Verfeinern von Aufstrichen.

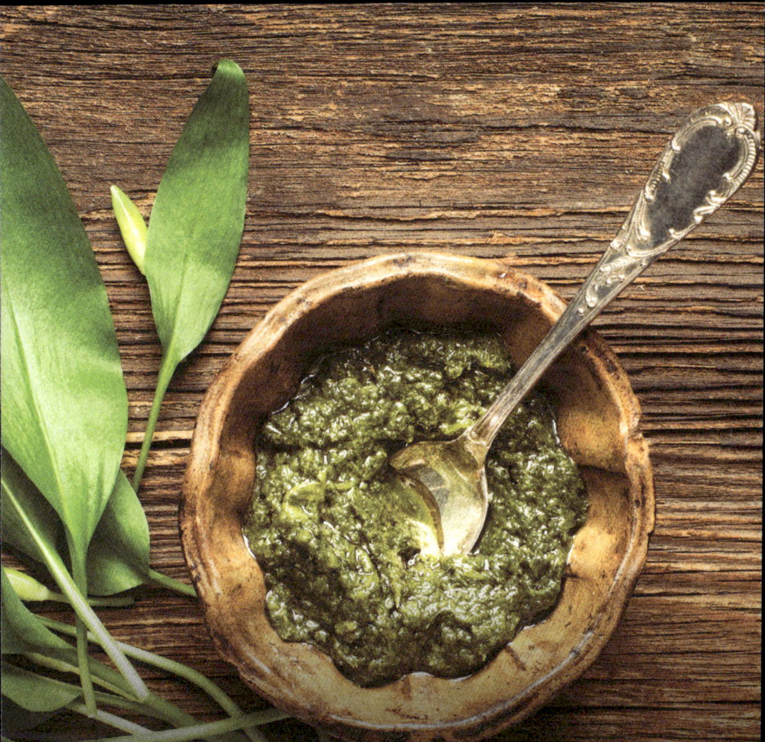

ZUTATEN FÜR CA. 500 G PESTO

250 g Bärlauchblätter, 30 g Pinienkerne, 20 g Parmesan, Salz, Pfeffer, 250 ml Olivenöl

ZUBEREITUNG

Bärlauch und Pinienkerne fein hacken. Mit geriebenem Parmesan, Salz, Pfeffer und Olivenöl in der Küchenmaschine mixen.

Brennnesselsirup

Tonisiert und vertreibt die Frühjahrsmüdigkeit

Wenn wir uns die Brennnessel genau anschauen, verrät sie uns schon, was sie kann. Sie wächst am liebsten dort, wo der Boden stickstoffreich und nicht ganz in Ordnung ist. Die Brennnessel schützt ihn vor Übersäuerung und entgiftet. Das tut sie auch im menschlichen Körper: Da sie den gesamten Stoffwechsel sanft anregt und entschlackt, wird sie gerne für Frühjahrskuren verwendet. Für Zubereitungen eignen sich am besten die jungen Triebspitzen. Sie können wie Spinat als kalium-, kalzium- und eisenreiches Wildgemüse, in Kräuteraufstrichen oder Smoothies genossen werden. Bei der Ernte trägt man am besten Handschuhe. Durch Walken mit dem Nudelholz, Blanchieren oder Trocknen werden die schmerzhaften Brennhaare unschädlich gemacht. Statt dem klassischen Brennnesseltee kann man für eine Reinigungskur auch einmal einen aromatischen Brennnesselsirup zubereiten.

ANWENDUNG

Den Brennnesselsirup mit so viel Wasser aufgießen, dass er nur noch leicht süß schmeckt. Über die Dauer der Frühjahrskur trinken.

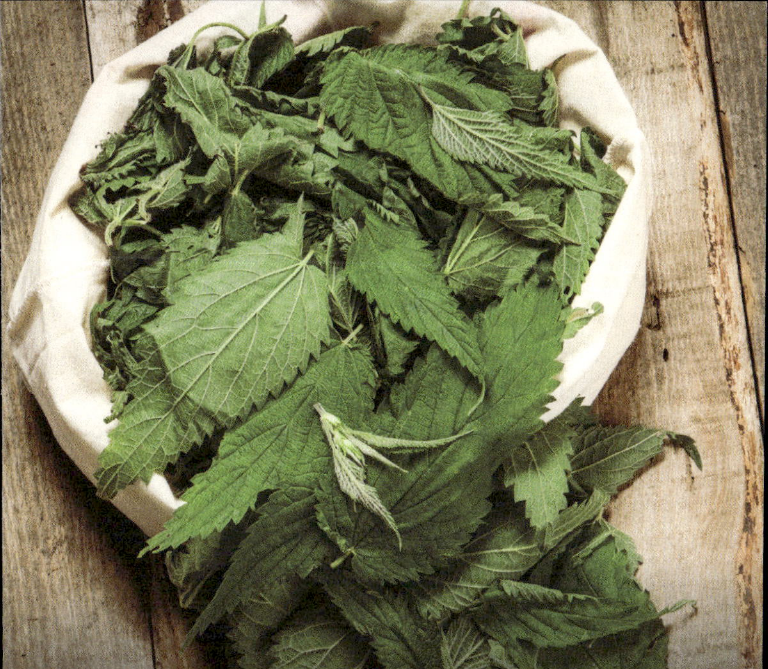

ZUTATEN

1 Liter Wasser · 1 kg Zucker · 50 g Brennnesselspitzen
Saft von 2–3 Zitronen

ZUBEREITUNG

Zucker und Wasser abkochen und abkühlen lassen. Mit Brennnesseln und Zitronensaft vermischen, durchrühren und gut zudecken. Einen Tag ziehen lassen, danach abseihen und in saubere Flaschen abfüllen. Damit der Sirup sicher hält, kann er noch 15 Minuten bei 90 °C sterilisiert werden.

Kapuzinerkresse-Kren-Sole

Natürliches Antibiotikum

Zubereitungen aus scharfstoffhaltigen Heilpflanzen sind natürliche Mittel zur Abwehr von Erkältungskrankheiten und Harnwegsinfekten. Kapuzinerkresse und Kren (Meerrettich) sind reich an Senfölen und bekämpfen so diverse Krankheitserreger besonders effektiv. Sobald sich eine Erkältung mit einem Kratzen im Hals ankündigt, kann man hoch dosiert mit diesen Extrakten starten. Senföle haben auch einen verdauungsfördernden Effekt und stimulieren das unspezifische Immunsystem. Man sollte Kreuzblütler daher auch regelmäßig prophylaktisch in den Speiseplan einbauen: Brunnen- und Gartenkresse, Kren, Senfsamen, Rucola, Radieschen, Brokkoli, Grünkohl, Karfiol und Kohlsprossen schmecken auch in Salaten und Gemüsegerichten.

ANWENDUNG

2 x täglich 10 Tropfen in etwas Wasser einnehmen.

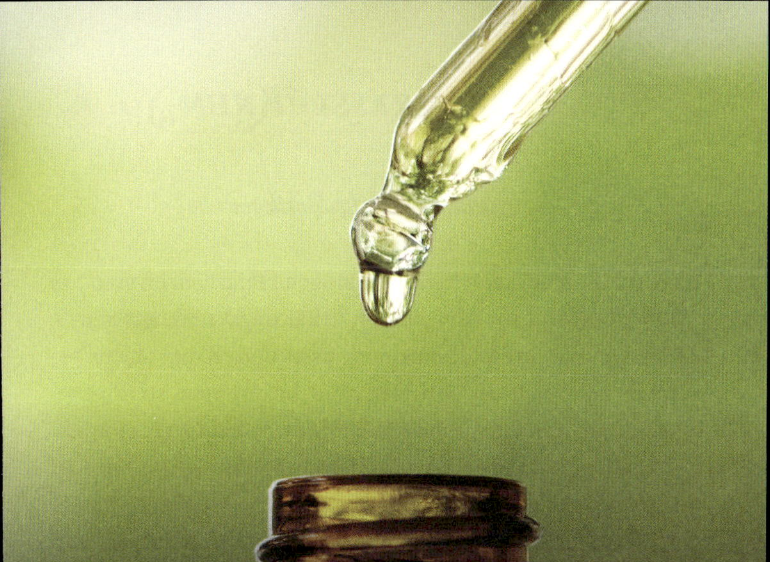

ZUTATEN

30 g Steinsalz · Wasser · 20 g Kapuzinerkresseblüten
(Tropaeoli majoris flos) · 10 g geriebener Kren
(Meerrettich, Armoraciae rusticanae radix)

ZUBEREITUNG

Steinsalz mit Wasser auf 100 g auffüllen, gut verrühren und etwas stehen lassen. Sobald sich kein Salz mehr löst, klein geschnittene Kapuzinerkresseblüten und Kren dazugeben. In einem Braunglas verschlossen 4 Wochen an einem dunklen Platz ziehen lassen und täglich schütteln. Abfiltrieren und in Braunglasflasche mit Tropfeinsatz dunkel und kühl lagern.

Löwenzahnhonig

Reinigt übersäuertes Bindegewebe

Löwenzahn wird nicht immer gern gesehen, dabei ist er ein wertvolles und unverwüstliches Pflänzchen. Wo immer er Platz findet, dort macht er sich breit, auch wenn es nur eine Ritze im Asphalt ist. Diese Lebenskraft können wir uns zunutze machen. Der Bitterstoff Taraxacin steigert die Aktivität von Galle und Leber. Eine Löwenzahnkur hilft auch, überschüssige Harnsäure und saure Stoffwechselprodukte aus dem Körper zu spülen. Das Bindegewebe wird besser durchblutet und damit gereinigt. Am besten eignet sich dazu der frisch gepresste Saft aus Blättern, Blüten und Wurzeln. Als Wildgemüse, reich an Vitamin C, Vitamin A, Kalium und Eisen, ist der bittere „Röhrlsalat" eine Bereicherung für die Küche. Wenn man keinen frischen Löwenzahn zur Verfügung hat, kann man auch einen Löwenzahn-„Honig" aus den Blüten ansetzen.

ANWENDUNG

Im Rahmen der Entschlackungskur 2 EL vor jedem Essen einnehmen.

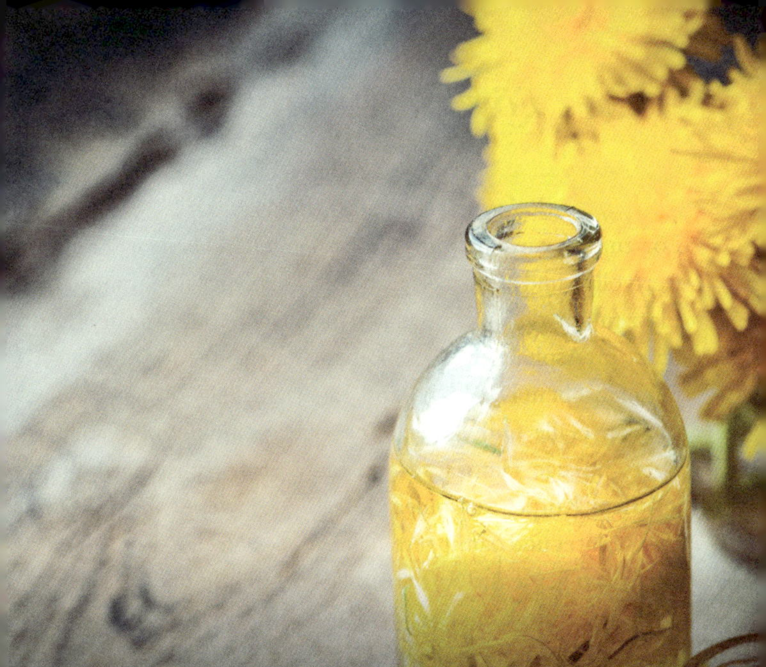

ZUTATEN

2 gehäufte Tassen Löwenzahnblüten · Wasser · 1,5 kg Rohrzucker
1 unbehandelte Zitrone · 1 unbehandelte Orange

ZUBEREITUNG

Löwenzahnblüten in 1 Liter Wasser ansetzen und 2 Stunden ziehen lassen. Danach kurz aufkochen und Zucker sowie die in Scheiben geschnittene Zitrone und Orange dazugeben. Auf kleiner Flamme köchelnd eindicken lassen, bis eine honigartige Konsistenz erreicht ist. In saubere Gläser abfüllen

Über die Autorin

Nina Kienreich, Jahrgang 1982, ist Diätologin und Ernährungswissenschaftlerin mit Zusatzausbildung zur TEH-Praktikerin. In ihrer ernährungstherapeutischen Praxis in Bad Vöslau widmet sie sich den Themen Gewichtsreduktion, Darmgesundheit und Stoffwechselerkrankungen. Seit sie die Kräuterzubereitungen ihrer Großmutter kennengelernt hat, gilt ihr besonderes Interesse der Naturheilkunde. Sie berät und begleitet Menschen bei Ernährungsumstellungen und Heilfastenwochen, außerdem hält sie Vorträge und Workshops. Nina Kienreich lebt in Baden bei Wien und Fürstenfeld.

TEH ® Verein, Niederland 112, A-5091 Unken, www.teh.at

FSC
www.fsc.org
MIX
Papier aus verantwortungsvollen Quellen
FSC® C012536

Printed in Europe
ISBN 978-3-7104-0156-5